Dr Olga STRJEMETCHNA

CONTRIBUTION A L'ÉTUDE DES VARIATIONS PATHOLOGIQUES des Températures locales PRINCIPALEMENT DANS l'Aortite abdominale et l'Entéro-Colite muco-membraneuse

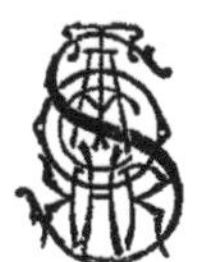

LYON
A. STORCK & Cie, IMPRIMEURS-ÉDITEURS
8, Rue de la Méditerranée, 8

1906

Dr Olga STRJEMETCHNA

CONTRIBUTION A L'ÉTUDE

DES

ARIATIONS PATHOLOGIQUES

des Températures locales

PRINCIPALEMENT DANS

l'Aortite abdominale et l'Entéro-Colite muco-membraneuse

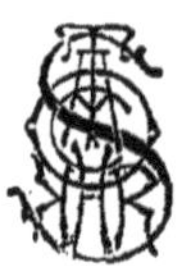

LYON

A. STORCK & Cie, IMPRIMEURS-ÉDITEURS

8, Rue de la Méditerranée, 8

1906

Nous remercions tous les maîtres de la Faculté de médecine de Lyon des enseignements et des conseils qu'ils nous ont prodigués au cours de nos études.

Nous prions tout particulièrement M. le professeur Teissier d'accepter l'expression de nos sentiments de profonde et sincère gratitude non seulement pour son enseignement magistral et pour l'honneur qu'il nous a fait en nous confiant le sujet de cette thèse, mais aussi pour toute la bonté dont il a fait preuve à notre égard.

A M. le doyen Hugounenq et à M. le professeur Bondet nous devons un témoignage de notre reconnaissance.

MM. les professeurs agrégés Roque, Pic et Nicolas ont bien voulu faire partie de notre Jury; M. le professeur agrégé Pic et M. le Dr Josserand, médecins des hôpitaux, ont eu l'extrême obligeance de nous permettre d'utiliser les observations de malades de leurs services hospitaliers. Nous les remercions tous vivement et avec eux M. le Dr Chanoz, chef des travaux de physique qui nous a donné les précieux conseils qui nous ont permis de conduire à bonne fin cette étude.

Nous ne saurions oublier, M. le Dr Thévenot,

ancien chef de clinique chirurgicale, qui a été pour nous un bon camarade et nous a témoigné un dévouement inlassable.

Nous garderons un souvenir reconnaissant de la Faculté de médecine de Lyon qui a tout fait pour faciliter nos études.

Avant de rentrer en Russie, nous tenons à dire que la France nous a toujours été chère, elle l'est encore plus maintenant que nous la connaissons, et nous la quittons avec regret.

INTRODUCTION

Les auteurs classiques passent sous silence l'aortite abdominale. C'est M. Potain qui pour la première fois attira l'attention sur l'inflammation de l'aorte abdominale. Il exposa l'observation de quelques cas dans la clinique à la Charité. MM. Hayem, Bouchard, Mathieu et Robin parlent de l'aortite abdominale comme complication des dyspepsies, mais ils en parlent incidemment sans lui attribuer une importance particulière.

C'est M. le Professeur Teissier qui a surtout approfondi cette question. Il réunit des faits nouveaux et au congrès de Toulouse en 1902, il indique le nouveau signe d'aortite abdominale, le *signe de la pedieuse*. Il étudie les complications plus ou moins éloignées qui relèvent de cette affection et en 1904 au congrès de l'Association française pour l'avancement des sciences, il expose ses recherches sur la pathogénie, le diagnostic et les complications de l'aortite abdominale. Il insiste sur ce fait que l'aortite abdominale secondaire relève le plus souvent d'une inflammation de voisinage, inflammation propagée des organes voisins aux tissus environnant l'aorte et le trépied cœliaque et met en premier lieu l'entéro-colite qui d'après sa statistique personnelle, portant sur cent cas bien étudiés se complique de péri-aortite 26 fois pour 100. L'aortite abdominale primitive se complique inversement d'entéro-colite dans 38 p. 100 des cas d'après la statistique de M. Teissier. D'après les observations du Dr Benech, professeur agrégé à la Faculté de médecine de Bordeaux, la complication de l'aortite abdominale par l'entéro-colite muco-membraneuse est encore plus fréquente.

Au congrès de l'Association française pour l'avancement des sciences, M. Teissier ne parle pas de la température dans l'aortite abdominale. Mais au congrès de Toulouse, en 1902, en faisant une communication sur le diagnostic de cette affection il attire l'attention sur la facilité avec laquelle les malades font ou semblent faire de la fièvre. Il expose ce fait, que les malades, après une fatigue ou à raison du travail digestif, ont une élévation de la température beaucoup plus considérable au niveau du rectum que dans la bouche ou dans l'aisselle. D'après M. Teissier, il pourrait ne s'agir que d'une hyperthermie due à des phénomènes locaux et non pas à de la véritable fièvre.

Dans son article (*Semaine Médicale*, 26 novembre, 1902), M. Teissier revient sur cette question.

« Je mentionnerai encore et d'une façon toute particulière certains troubles de la circulation abdominale susceptibles d'entraîner des modifications de la température et exclusivement localisés au niveau de l'abdomen. Bien des fois, en effet, il m'a été donné de constater chez les malades affectés d'aortite abdominale ou atteints d'entéro-colite en voie de retentissement sur la circulation aortique dans l'abdomen, des augmentations assez accentuées de la température rectale variant de 12 à 15 dixièmes de degré, et cela à raison du moindre exercice ou tout simplement du fait de l'acte digestif, alors que la température buccale ou axillaire ne suivaient pas des oscillations parrallèles. »

L'analyse d'urine des malades atteints d'aortite abdominale ou d'entéro-colite en voie de retentissement sur l'aorte ou le trépied coéliaque dénote chez ces malades une hypoazoturie notable. L'urine en général est claire et abondante.

La respiration et le pouls sont peu accélérés par cette augmentation locale de la température.

M. le Professeur Teissier attira notre attention sur ces faits cliniques intéressants et nous engagea à en faire le sujet de notre thèse.

Nous divisons ce mémoire en deux chapitres. Dans le premier, nous résumons quelques notions de physiologie sur la calorification et la température, Dans le chapitre suivant, nous faisons l'exposé de symptômes cliniques, sur lesquels M. Teissier a attiré notre attention après avoir rappelé quelques notions sur l'aortite abdominale et l'entéro-colite ; et présentons quelques observations cliniques.

CHAPITRE PREMIER

Depuis Lavoisier l'opinion des physiologistes est unique sur ce point : la chaleur animale est d'origine chimique (si l'on néglige la très faible quantité de chaleur, développée par certains travaux physiques tels que : dissolution de gaz dans le sang, etc.).

Cette chaleur a son origine principale dans les muscles, les glandes, (le foie. . .) Elle résulte de processus nombreux : oxydations, hydratations, dédoublements et dépend quantitativement de l'intensité du travail *physiologique* de l'organisme.

Ce sont les aliments qui, normalement, constituent en dernière analyse la source de la chaleur animale. Quand un animal est à la ration convenable d'entretien, c'està-dire quand il est alimenté quantitative ment et qualitativement de telle façon que son poids *ne varie pas* on constate expérimentalement que la quantité de chaleur, représentée : 1° par les calories rayonnées, 2° par le travail mécanique fourni, est équivalente à la quantité de chaleur donnée par la ration d'entretien *comburée comme dans l'organisme* (les graisses et les hydrocarbonés sont brulés à l'état de H^2O et CO^2 et les albumines donnent l'urée comme résidu).

Un animal au repos fournit une certaine quantité de chaleur. Un animal qui travaille rayonne une quantité de chaleur *plus grande* par ce que tout travail mécanique produit par la machine animale est accompagné *en pure perte*, à ce point de vue, d'une déperdition de calorique. Il en résulte que la production d'une certaine énergie mécanique nécessite pour l'animal une consommation d'énergie chimique (alimentaire) supérieure à l'énergie chimique qui équivaut au travail mécanique produit. Il résulte de là aussi que, puisque pendant le travail mécanique la quantité de calories libérées dans l'organisme augmente, le niveau calorifique, *la température doit tendre à s'élever.*

Des travaux de Chauveau, il paraît résulter que c'est du glucose (ou des corps voisins hydrocarbonés) qui s'oxyde dans l'organisme en donnant CO^2 et H^2O et produit le « travail physiologique » d'où dérive la chaleur et le travail mécanique de l'animal.

Ce glucose est formé à partir de tous les aliments : ternaires (hydrates de carbone, graisses), quaternaires (albumines contenant de l'azote).

A l'état normal, pour des conditions définies la quantité d'albumine détruite a une certaine valeur et par suite l'excrétion de son résidu important : *l'urée* a aussi une valeur définie.

Quand un animal reçoit un supplément d'albumine, il rend par les urines un supplément de déchets azotés. Quand il ne reçoit pas d'albumines il donne néanmoins des déchets azotés, mais en quantité différente. Cela prouve donc qu'un minimum d'albumine est nécessaire et que si l'alimentation ne le fournit pas il est emprunté aux tissus. Dans ce cas l'animal dépérit, s'use rapidement comme une machine mal entretenue dont les pièces ne seraient jamais surveillées ni remplacées.

Mais ce qu'il faut retenir c'est que le minimum d'albumine alimentaire étant fourni correspondant à un minimum d'urée dans les urines, il pourra aux dépens des autres aliments y avoir production d'un supplément de calories par l'animal sans grande modification de l'excrétion azotée. La seule étude de l'excrétion azotée *ne renseigne donc pas nécessairement* sur l'intensité des combustions et des processus chimiques intraorganiques. Il faudrait faire l'analyse de tous les excreta (urine, gaz respiratoires etc.).

La production de chaleur ne se fait pas de façon *homogène* dans tout l'organisme. Les muscles, les glandes donnent naissance à la plus grande quantité de calories. La chaleur produite *in situ* est transportée, diffusée dans l'organisme par l'intermédiaire de la circulation sanguine. Cette répartition n'est pas instantanée et l'on peut saisir, localement, dans certaines circonstances, la production plus grande de calories par la mesure du niveau calorifique : le thermomètre donne une température plus élevée (exemple : température différente aux divers points de l'arbre circulatoire).

On comprend bien que des troubles étant apportés à la circulation, on pourra, pendant un certain temps au moins, empêcher par exemple la dissipation de la chaleur d'une région profonde et trouver en cette région une température supérieure à la normale, sans qu'il y ait modification de la quantité de chaleur.

Les animaux supérieurs ont un niveau calorifique, une température constante. Cela est dû à la présence d'un appareil directeur, régulateur de la température. Le système nerveux provoque la production de chaleur par l'intermédiaire des nerfs : moteurs, glandulaires qui déclanchent (sans mise en jeu appréciable d'énergie propre) *l'énergie potentielle* accumulée sous la forme chimique (glucose d'après Chauveau) dans les muscles, les glandes. Cette énergie potentielle devient *actuelle* : travail physiologique, donnant : chaleur, travail mécanique, secrétion, etc.

La production sera d'autant plus grande que les conditions étant convenables, le système thermo-producteur agira davantage.

Normalement l'individu a une température constante, un niveau calorifique constant par ce qu'il y a égalité entre la chaleur produite par son organisme et la quantité rejetée dans le milieu ambiant La déperdition de la chaleur dépend de la température du milieu ambiant, de l'état de la surface du corps qui rayonne : température, protection, pouvoir émissif.

La température du corps devant rester constante, il faut donc que le milieu ne variant pas, l'état de la surface varie si l'intensité des processus intraorganiques augmente (dans le cas du travail mécanique par exemple). Le système nerveux apparaît alors pour régler la déperdition ; l'augmenter par une circulation cutanée plus intense, une sudation plus considérable (cutanée et pulmonaire).

On peut concevoir d'après cela *a priori* que des troubles nerveux peuvent amener des pertubations dans la température centrale, sans modifications de l'intensité des combustions intra-organiques, que même avec une diminution des réactions chimiques la température centrale puisse paraître s'élever si la surface cutanée devient *plus isolante* au point de vue calorifique.

Ces considérations amènent à cette conclusion. Rigoureusement parlant, il n'est pas toujours possible d'après l'examen de la seule température centrale de pouvoir apprécier convenablement l'intensité des processus chimiques qui se produisent dans l'organisme. Une détermination calorimétrique *directe* de l'individu (par un calorimètre précis) ou *indirecte* (par l'étude des ingesta et excreta) permettrait seule d'avoir des renseignement sérieux. Malheureusement ces procédés sont difficiles à utiliser en clinique. Dans les conditions normales, la température rectale oscille d'un degré environ dans les vingt-quatre heures. La courbe de la température rectale d'après les chiffres recueillis par Jurgensen, indique un écart de 0°8, avec un minimum vers 5 heures du matin (36°7) et un maximum vers 6 heures du soir (37°5). L'écart peut quelquefois dépasser le degré.

La courbe de la température axillaire, qui n'affecte pas la même forme que celle de la température rectale, accuse d'après Billet une différence plus grande encore : 1°3 ; le minimum à 3 heures du matin étant de 36°1 et le maximum, à 4 heures du soir, de 37°4.

La marche ascendante de la courbe rectale se fait régulièrement, présentant un minimum nocturne et un seul maximum ; les courbes de la température axillaire donnent deux maximums, l'un faible vers 7 heures du matin, suivi d'une chute thermique passagère, puis suivi d'une période ascensionnelle qui aboutit au second maximum correspondant à celui de la courbe rectale (Billet, Baerensprung). La différence entre les températures axillaire et rectale varie entre 0°3 et 0°5. Elle est de 0°7 d'après Lorain et Gasset.

La température buccale est inférieure à celle du rectum, en règle générale, de deux à trois dixièmes de degré. Lefèvre cite cependant un cas où la différence était d'un degré.

La différence entre les températures rectale, axillaire et buccale n'est pas constante.

Dans les conditions normales, le travail n'élève la température rectale que de 0°5 à 0°7 et, rapidement après la mise au repos de l'appareil moteur, la température redevient normale.

Un travail important peut donner une élévation allant jusqu'à un degré. Si l'élévation de la température dépasse ce chiffre il faut admettre dans ce cas que la fatigue, soit par un épuisement nerveux, soit par production de substances toxiques, a amené un état morbide entraînant une perturbation de l'appareil régulateur. D'après quelques auteurs, cette élévation peut atteindre deux degrés.

En général, chez l'homme normal les oscillations thermiques varient de près de deux degrés, les deux extrêmes étant 36· pour la température axillaire et 38· pour la rectale.

Sous l'influence de la digestion, les changements de la température sont insignifiants.

CHAPITRE II

Avant de faire l'exposé des données cliniques signalées par M. Teissier, dans l'aortite abdominale certains cas d'entéro-colite, il nous paraît intéressant de rappeler quelques points concernant l'aortite abdominale, ses relations avec l'entéro-colite L'aortite ou péri-aortite abdominale peut être primitive ou secondaire.

D'après les recherches de M. le professeur Teissier, la localisation directe et primitive du processus irritatif sur la région sous-diaphragmatique de l'aorte, n'est pas exceptionnelle.

Comme cause, M. Teissier signale le rhumatisme articulaire aigu (cause la plus fréquente), ou même le simple refroidissement, la grippe, la tuberculose à évolution lente, la syphilis, la fièvre typhoïde.

Le paludisme et l'infection puerpérale, ainsi que la goutte et le saturnisme ont donné quelques cas d'aortite abdominale.

L'aortite abdominale primitive peut présenter des complications. Les complications les plus fréquentes sont, d'une part, la néphrite et, d'autre part, l'entéro-colite muco-membraneuse. D'après la statistique de M. Teissier, cette dernière complication est de 38 p. 100. Pour M. Benech, professeur agrégé à la Faculté de médecine de Bordeaux, elle est encore plus fréquente.

L'aortite abdominale secondaire est plus fréquente. L'infection peut frapper d'abord l'aorte thoracique et se propager ensuite par voie d'expansion directe jusqu'aux portions sous-diaphragmatiques du vaisseau.

Mais, le plus souvent, l'aortite abdominale relève d'une inflammation du voisinage et, en premier lieu de l'entéro-colite. La pérityphlite, l'appendicite et la péricholécystite, susceptibles de s'accompagner d'un peu de péritonite partielle, peuvent aboutir aux mêmes résultats, mais elles viennent au second plan dans l'étiologie de l'aortite.

Nous avons vu déjà que d'après la statistique personnelle de M. Teissier portant sur 100 cas attentivement étudiés, l'entéro-colite se complique 26 fois pour 100 de péri-aortite.

Ainsi l'aortite abdominale peut être la cause aussi bien que la complication de l'entéro-colite et inversement.

Primitive ou secondaire, l'aortite abdominale se manifeste par des symptômes qu'on peut diviser en essentiels et accessoires.

Les signes essentiels sont : 1° l'élargissement du vaisseau, perçu à la palpation avec douleur irradiée le long des iliaques ; 2° la laxité de l'aorte et son déplacement possible par la main qui explore ; 3° l'incurvation de l'aorte, et 4° le signe de la pédieuse de Teissier (tension de la pédieuse supérieure à la tension de la radiale).

Les signes accessoires sont représentés : 1° par la douleur spontanée, provoquée ou irradiée ; 2° les troubles gastro-intestinaux ; 3° les battements épigastriques ; 4° les phénomènes reflexes d'aspect varié, comme vertige, tendances lipothymiques, etc.

Mais en plus il y a d'autres symptômes à signaler qui étaient notés déjà par M. le professeur Teissier dans ses recherches sur l'aortite abdominale et les relations de cette affection avec l'entéro-colite.

Au congrès de Toulouse, en 1902, M. Teissier note la facilité avec laquelle les malades atteints d'aortite abdominale ou affectés d'entéro-colite en voie de retentissement sur la circulation aortique ont ou semblent avoir de la fièvre.

Un exercice même modéré produit chez ces malades une élévation notable de la température rectale sans que la température axillaire ou buccale suive ces oscillations. Une marche d'un quart d'heure et même de dix minutes peut suffire pour produire cet effet.

La digestion ainsi que les émotions produisent des résultats analogues.

Mais, outre cela, ces malades peuvent présenter par périodes pendant des semaines et des mois consécutifs, une température rectale dépassant 38° *sans aucune autre apparence de réaction fébrile.* Les malades ne sont pas incommodés par cette élévation locale de la température. La température buccale ou axillaire ne dépasse pas la moyenne normale.

Ainsi se réalise le fait, signalé par M. Teissier,

c'est-à-dire l'écart considérable entre la température rectale et la température axillaire ou buccale.

Cet écart, qui varie de 0°3 à 0°7 en moyenne chez les normaux, atteint chez les malades *le degré* et le dépasse souvent. M. Teissier nous dit dans son article de la *Semaine médicale* du 26 novembre 1902) que l'écart peut atteindre 1°2 et 1°5. Dans l'observation VII que nous devons à l'obligeance de M. le professeur Teissier, nous avons assez souvent des écarts de douze et une fois de quatorze dixièmes de degré.

L'urine ne présente pas les caractères d'une urine de fébricitant. En général, dans ces cas, elle est claire, abondante. L'excrétion de l'urée est diminuée. Toutes les analyses démontrent une hypoazoturie, parfois très notable. Le taux de l'urée peut tomber jusqu'à 12 grammes et même moins par vingt-quatre heures.

La respiration ainsi que le pouls ne sont pas accélérés, relativement à l'augmentation centrale de la température.

D'après M. Teissier, on se trouve en présence non pas d'une fièvre véritable, mais d'une *hyperthermie locale,* et il n'y faut voir qu'un défaut de régulation ou un travail vaso-moteur local sous la dépendance de l'éréthisme circulatoire de l'abdomen.

OBSERVATIONS

Nous divisons ces observations en deux groupes. Dans le premier groupe comprenant deux observations, nous étudions les malades atteintes d'entéro-colite sans complication d'aortite abdominale, et chez lesquelles nous avons recherché l'actionde la marche de la digestion sur les températures buccale et rectale.

Dans le deuxième groupe contenant les observations III à IX, nous donnons l'histoire de divers malades affectés d'entéro-colite associée à l'aortite abdominale ou atteints d'aortite abdominale avec ou sans complications par l'entéro-colite et qui présentent les signes faisant l'objet de ce mémoire.

Premier Groupe

Observation I

Due à l'obligeance de M. le professeur Pic.

Marie P., 27 ans, entrée le 28 mai 1906.

Père mort il y a 14 ans, mère vivante et bien portante, quatre frères et sœurs morts en bas âge.

Pas d'enfant, pas de fausses couches.

Réglée à treize ans et demi et régulièrement depuis. La malade a été bien portante jusqu'à l'âge de quinze ans. A quinze ans, la malade reste chlorotique pendant une année environ. Elle s'est bien remise et commença son travail. Elle a souffert cependant pendant plus d'une année d'un point intermittent au côté gauche.

Il y a quatre ans, au moment de ses époques, elle reçut à l'usine ou elle travaillait un violent coup de navette dans la région épigastrique. Supression des règles et apparition de coliques violentes. La malade dut s'aliter pendant 15 jours. Elle reprit son travail, mais elle souffrait un peu du ventre. Elle avait des pertes blanches abondantes. Depuis, douleurs violentes au moment des époques. Apparition de douleurs lorsque la malade veut aller à la selle, pas de constipation ni de diarrhée. Il y a deux ans apparition de la diarrhée. Présence de nombreuses glaires dans les selles. La diarrhée est intermittente.

La malade rentre à l'hopital. Elle présente l'abdomen un peu rétracté. Bruits de gaz intestinaux coïncidant avec des mouvements respiratoires.

La malade dessine elle-même le trajet du colon doulou reux. La douleur s'accentue au niveau de l'angle droit, atteint le maximum au creux épigastrique, persiste sur l'angle gauche et le colon descendant. Pas de hernie, a la palpation profonde on ne sent pas des matières sur le colon ascendant; présence de la corde colique douloureuse.

Impossibilité de sentir cette corde au niveau du creux épigastrique qui se défend. A ce niveau, des pulsations aortiques nettes. Le rein droit, le rein gauche ne paraissent pas abaissés.

Le foie est en position normale. Rate normale.

La malade a des besoins fréquents d'aller à la selle n'aboutissant pas toujours à l'expulsion de matières fécales. Les matières expulsées sont enrobées par des glaires. Parfois flux diarrhéique brusque et impérieux.

A la palpation le paroi de l'abdomen se défend.

Langue saburrale, rien dans la bouche, rien dans le gosier.

Fissure anale.

Petits ganglions aux aines et dans l'aisselle.

Au cœur. — Pointe dans le cinquième espace un peu en dedans du mamelon. Premier bruit un peu long.

Rien à la base. Le claquement sigmoïdien est faible. Pas de souffles veineux.

Aux poumons. — La malade ne tousse pas, ne crache pas. Léger degré de submatité au sommet droit avec expiration un peu plus rude qu'à gauche. Exagération de vibrations à droite en avant.

Système nerveux. — Les réflexes sont un peu brusques. Pas de trépidation épileptoïde, pas de Babinsky.

Réflexe du fascia lata exagéré. Anesthésie conjonctivale, pas d'anesthesie cornéenne. Réflexe pharyngien un peu atténué.

Le toucher vaginal est difficile. La malade accuse des douleurs dans la région des deux ovaires, plus fortes sur la région de l'ovaire droit.

Urines. — Peu abondantes, pas d'albumine ; température à l'entrée. — 38°

23 juin. - Peu de temps après l'entrée à la suite d'ente, roclyses chaudes, de lavements d'huile et du régime, lait-œufs, pâtes alimentaires, amélioration assez considérable qui n'a pas duré.

Depuis le 3 juin la malade se plaint de douleurs toutes les nuits entre 2 et 3 heures du matin. Ces douleurs sont d'une grande intensité se calmant vers le matin à la suite d'ingestion d'aliments. Une heure à deux heures après l'ingestion la crise recommence : tout d'abord se produisent des gargouillements qui ont un siège bien net au niveau et un peu au-dessous de l'angle gauche du colon. Ils sont rythmés par la respiration; l'inspiration et l'expiration donnent un bruit hydro-aérique qui se perçoit jusqu'au pied du lit de la malade et provoque un ébranlement des parois abdominales sensibles à la palpation.

Pas d'ondes péristaltiques visibles. Les bruits se reproduisent de la même façon pendant deux heures consécutives parfois.

Ils s'accompagnent d'un peu de coliques mais celles-ci deviennent surtout intenses quand apparaissent les envies fréquentes d'aller à la selle, envies sans beaucoup de résultat On ne constate pas de dilatation de l'estomac.

Urine rouge, peu abondante.

Pendant quatre jours on prend la température buccale et rectale de la malade avant et après la marche, avant et après le repas de midi.

Les résultats sont mis en évidence par le tracé n° 1.

OBSERVATION II.

Due à l'obligeance de M. JOSSERAND, médecin des hôpitaux.

Céline V..., trente-six ans, raccommodeuse de tulle, entrée le 16 juin 1906, pour affaiblissement.

Antécédents héréditaires. — Père mort de variole, mère très nerveuse, de faible constitution. Une sœur bacillaire. Un frère mort de méningite.

Antécédents personnels. — Pas d'enfants, pas de fausses couches. Réglée à quinze ans et régulièrement depuis.

Pas d'affection antérieure.

La malade est très nerveuse, pleure facilement, mais n'a jamais pris de crise.

La maladie actuelle remonte à l'âge de dix-huit ans. La malade eut des douleurs gastriques, sans vomissements, des céphalées intenses. Ces troubles persistèrent en augmentant d'intensité et, il y a un mois et demi la malade dut cesser son travail. Constipation opiniâtre datant de longues années.

Actuellement.— Les troubles digestifs consistent en une sensation de pesanteur gastrique et de gonflement après les repas, sans vomissement, avec quelques éructations. La malade dit éprouver du gonflement après une marche un peu longue.

L'estomac ne paraît pas gros. Pas de clapotage. Pas de ptose. Douleur à la pression profonde au creux épigastrique ainsi qu'à l'angle gauche et l'angle droit du colon, mais moins prononcée qu'a l'épigastre. Constipation. Présence de nombreuses glaires dans les selles depuis longtemps. L'examen de l'abdomen est difficile à cause de la défense de la paroi abdominale La malade se plaint de rachialgie, de douleurs intestinales et d'une asthénie prononcée. La station debout, la marche, le travail la fatiguent rapidement.

Rien au cœur. Rien aux poumons.

Tremblement menu des doigts. Zônes ovariennes et sous mammaires. Les urines sont pâles, diminuées en quantité, le taux de l'urée est autour de 35 grammes par vingt-quatre heures.

Au commencement de son séjour la malade a présenté pendant quelques jours une température de 38°. Le 10 juillet on commence à prendre sa température rectale et buccale pour suivre l'influence de la marche et de la digestion sur ces deux températures.

Les résultats sont mis en évidence par le tracé n° 2.

Eu résumé chez ces deux malades où l'on ne trouve pas de signes d'aortite abdominale mais seulement de l'entérocolite, l'écart entre les températures buccale et rectale ne dépasse pas la limite admise comme moyenne chez l'homme bien portant ou fébricitant. Il n'y a point de discordance entre la température buccale et rectale ni après la marche ni pendant la période de digestion.

Deuxième Groupe

Observation III

due à l'obligeance de M. le Professeur Teissier.

Mme G..., quarante-cinq ans, hérédité goutteuse très chargée, soucis permanents pour la santé des siens et à l'occasion d'affaires de famille délicates. Constipation opiniâtre, remontant à de nombreuses années. Crises d'entéro-colite à répétition, expulsion au printemps et à l'automne de paquets de fausses membranes, épaisses, rubannées et en quantité parfois prodigieuse.

Au printemps 1898, Mme G... fait une poussée plus marquée d'entéro colite, elle est assez déprimée pour garder le lit, la station debout d'ailleurs la fatigue beaucoup, soit en déterminant de la lassitude très rapide, soit et surtout en provoquant au creux épigastrique des battements très fatigants, douloureux et souvent angoissants, au point de donner une sensation de syncope imminente, syncope qui se réalisait d'ailleurs deux ou trois fois.

A certains moments la lassitude est telle que Mme G... doit garder le lit par périodes de huit à dix jours consécutifs.

Bien qu'elle n'ait aucune apparence fébrile, que le pouls soit tranquille, on en profite pour prendre la température d'une façon régulière. Or, on constate que le thermomètre reste invariablement au taux de 38°2. Devant cette permanence de la température centrale, on croit à une erreur d'instrument et l'on recommence la recherche avec d'autres instruments, les résultats sont identiques. Alors on prend comparativement les températures rectale, axillaire et buccale.

Dans la bouche, le thermomètre n'atteint pas 37°. On examine les urines qui restent pâles, abondantes. Hypoazoturie marquée, malgré une alimentation très suffisante. Les analyses d'urine ont été égarées, mais nous avons un souvenir très net que l'élimination de l'urée n'a jamais dépassé 12, 14 grammes par vingt-quatre heures.

Dans ces conditions, on juge qu'il n'y a pas lieu de tenir compte de cette élévation régulière et localisée de température, qu'il n'y faut voir qu'un défaut de régularisation ou un travail vaso-moteur local sous la dépendance d'entéro-colite ou de l'éréthisme circulatoire de l'abdomen.

A la suite d'une cure à Plombières, complétée par une série de douches tièdes dans un établissement hydrothérapique, la sédation nerveuse réalisée et l'entéro-colite atténuée, les accidents généraux s'amendèrent et la température se régularisa.

Observation IV

(Observation XVI de la thèse de M. Rehm.)

Mme C..., quarante-cinq ans, présente des crises d'entéro-colite remontant à plusieurs années et qui, grâce à un tempérament neuro-arthritique très accentué, se manifestant par des nodosités rhumatismales et des œdèmes vaso-moteurs partiels de la face et du dos des mains, s'accompagnent de phénomènes reflexes extrêmement pénibles, vertiges, intermittences cardiaques, palpitations, crises de salivation fatigantes, pendant toute la période digestive.

Elle offre, en outre, un certain degré d'irritation de l'aorte abdominale (très vraisemblablement secondaire aux tiraillements exercés sur les plexus nerveux de l'abdomen par les viscères ptosés, sinon à un travail irritatif de voisinage).

L'aorte abdominale, en effet, facilement abordable à la palpation, est très sensible au toucher, nettement déviée à gauche et sinueuse ; le grand droit du côté gauche est en état de contraction vigilante permanente ; il y a des douleurs irradiées le long des artères iliaques et de la rachialgie constante.

Quand des poussées inflammatoires plus prononcées

s'accusent de ce côté, l'asthénie s'accentue, la lassitude devient extrême et tout exercice ou occupation un peu pénibles sont alors interdits.

Depuis quelques mois, sous l'influence d'un régime très sévère et d'un traitement approprié, l'état de Mme C.. s'est sensiblement amélioré, elle n'en présente pas moins des troubles vaso-moteurs très intéressants.

Sa température rectale est en effet au-dessous de la normale d'une façon très appréciable, les moyennes oscillant autour de 36°4, avec des écarts de 35°9 (min.) à 37°5 (max.).

A noter l'extrême facilité avec laquelle le thermomètre remonte sous l'influence du travail digestif, même au repos 37°5 et sous l'influence de la marche (tracé n° 3).

Observation V (résumée)

due à l'obligeance de M. le Professeur Teissier.

M. D..., vingt ans.

Auto-intoxication d'origine intestinale, Cholémie secondaire, Indicanurie.

Amaigrissement, perte de forces.

14 avril 1904, Amélioration, jambes faibles.

Battements aortiques à l'épigastre, douloureux, mais sans hypertension de la pédieuse. Le soir 36, après la marche 37.

Ecart de température, réflexes syncopaux (tracé n° 4).

Observation VI

Due à l'obligeance de M. le professeur Teissier.

Mme L... Crises d'entéro-colite anciennes avec crises gastriques intenses, ayant fait songer longtemps à de l'ulcère de l'estomac.

État syncopal subcontinu. Phénomènes d'asthénie permanente avec *hypoazoturie marquée.* Élévation presque constante de la température rectale.

Ces accidents paraissent aujourd'hui devoir être attribués à de la periaortite abdominale *par propagation* et qui fut méconnue au début des premières manifestations morbides.

Malade de quarante ans, père diabétique, mère morte à la suite des troubles de la circulation centrale, ayant fait songer un moment à du goitre exophtalmique. Mme L..., à la suite de crises morales répétées et d'un certain dégré de surmenage présente des troubles gastriques assez intenses pour faire songer à des crises de coliques hépatiques frustes.

Mais avec plus d'attention on constate que c'est surtout l'intestin qui paraît intéressé aussi bien le cœcum que l'S iliaque qu'on perçoit dur, tendu et empâté. L'alimentation d'ailleurs est très difficile et le plus petit écart entraîne des vomissements, parfois des douleurs intolérables au creux épigastrique.

L'idée de crises d'hyperchlorhydrie avec menace d'ulcère continue à hanter longtemps l'esprit de l'entourage médical de la malade. On a recours à une révulsion énergique (cautères volants) qui produit quelque soulagement et permet à la malade de faire quelques semaines de villégiature à la montagne. Mais pour avoir un état de vie un peu tolérable la malade est obligée de se gaver de bicarbonate de soude, de calmants, de passer la plus grande partie de son temps sur la chaise longue ou au lit et d'avoir l'alimentation extrêmement soignée.

A un moment donné, devant la fréquence des vomissements un état de pâleur prononcé du visage et une tendance syncopale quasi habituelle on songe à incriminer le rein, mais jamais on ne trouva dans le rein la moindre trace d'albumine, *seulement* uue hypoazoturie marquée. Presque toujours l'élimination de l'urée reste au dessous de 10 grammes en vingt-quatre heures.

L'élimination du chlore est aussi minime.

Il n'y a pas de fièvre *apparente*. La cryoscopie dénote une perméabilité rénale tout-à-fait satisfaisante. Le coefficient d'oxydation est resté constamment au-dessous de 0,80.

Ce n'est que deux ans plus tard avec des notions plus précises sur l'existence de manifestations irritatives de l'aorte abdominale et de leurs conséquences, que l'on songe à l'exploration méthodique de ce vaisseau et à la température centrale.

Or, on put constater pendant des semaines consécutives que cette malade qui est hypoazoturique et n'a aucune apparence de réaction fébrile, a constamment la température rectale au-dessus de 38 degrés variant au moment des époques où le thermomètre monte aux environs de 39 degrés, souvent dépassés et cela sans accélération sensible du pouls et sans qu'un malaise correspondant proportionnel empêche à la malade de vaquer à ses occupations urgentes. L'examen comparatif des températures locales n'a pu se faire d'une manière régulière. Cette observation présente pourtant un grand intérêt en ce sens qu'elle montre la coexistence d'une température rectale élevée, durant des mois, et des poussées irritatives de l'aorte sous-diaphragmatique et que cette température quoique relativement élevée n'entraîne pas de réactions générales proportionnelles, ni d'exagération des combustions organiques, comme le prouve le coefficient azoturique, resté toujours au-dessous de la normale.

Nous n'avons pas conservé les chiffres indiquant les oscillations de thermomètre pris quelquefois à la suite d'une petite course à pied ou d'une émotion un peu vive, mais nous avons un souvenir très net que, dans ces différentes circonstances, le thermomètre subissait chez cette malade une rapide ascension de quelques dixièmes de degrés et qu'à cette occasion pour calmer son appréhension nous avions dû lui citer plusieurs cas analogues à notre connaissance.

Observation VII (personnelle)

A..., trente huit ans. Père mort à quarante-neuf ans, mère morte à cinquante-trois ans. Deux frères vivants, l'un rhumatisant, l'autre présentant des lésions du poumon droit tous les deux nerveux.

Très nerveuse depuis son enfance. Rougeole à dix-sept ans, oreillons à vingt ans. Accés de paludisme type tierce vers l'âge de vingt-quatre ans. Bronchite à trente ans. La malade s'adresse au médecin qui trouve une submatité du sommet droit. Constipation pendant plusieurs années. Eu 1903 la malade commence à présenter des douleurs au creux épigastrique trois heures après le repas du midi, douleurs assez vives, sans points douloureux et sans troubles digestifs. Ces crises durent deux ou trois mois et disparaissent sans que la malade ait suivi un traitement quelconque. Elle se porte relativement bien, mais à la suite d'une station debout un peu prolongée, de marche même peu considérable elle éprouve une rachialgie intense et une grande lassitude. Quelque temps après apparaissent les troubles digestifs : anorexie, état nauséeux, salivation abondante, vomissements, en même temps que des crises d'entéralgie. Ces crises surviennent irrégulièrement le matin et le soir. La douleur suit les trois portions du colon ; la marche et la station debout l'exagèrent jusqu'à donner à la malade la sensation d'une syncope imminente, le décubitus dorsal la calme presque instantanément. Pas de constipation, ni diarrhée; pas de membranes ni de glaires dans les selles.

La même année au mois de mai la malade a une hémathémèse abondante. Elle ne présente rien pour faire penser à un ulcère, et reste au lit trois semaines. Les crises d'entéralgie cessent. En 1904 la malade est atteinte de coqueluche qui dure plusieurs mois. Les troubles digestifs reviennent. A part l'état nauséeux, salivation très abondante et presque continuelle, elle a la diarrhée deux fois dans un mois (tracé n° 5 et n° 6).

Elle s'adresse au médecin qui trouve chez elle les symptômes de l'aortite abdominale ; l'aorte est extrèmement douloureuse, déviée à gauche, les battements se perçoivent même à une légère pression; la tension de la pédieuse est supérieure à la tension de la radiale. Les artères crurales sont sensibles à la pression.

Rien au cœur. Submatité au niveau du sommet droit; respiration un peu saccadée. La malade suit un traitement qui la soulage beaucoup.

En 1905, au mois de janvier la malade prend la grippe. Quelque temps après elle constate avoir une élèvation de la température après le repas de midi et après la marche. De nouveau elle s'adresse au médecin qui lui conseille de quitter ses occupations et lui ordonné un traitement.

Depuis cette époque, la malade présente des périodes d'élèvation de la température rectale, après la marche et et pendant la période de digestion, la température buccale ou axillaire ne dépassant pas en général la normale. La respiration et le pouls ne sont pas accélérés.

En 1906, surcroît de soucis et de préoccupations. Crise d'entéro-colite au printemps; expulsion de glaires et de membranes. Asthénie, incapacité de travail, insommie qui date d'ailleurs de longtemps.

Actuellement la malade se sent mieux. L'aorte est moins sensible, les fémorales ne sont pas douloureuses. Par moments, douleur au colon transverse et au colon descendant, douleur augmentée par la marche. Pas de constipation, quelques glaires Indicanurie très notable. La quantité d'urine est normale. L'excrétion de l'urée n'est pas exagérée. le chiffre oscille autour de 28 grammes par 24 heures.

Observation VIII (inédite)

due à l'obligeance de M. le professeur Teissier.

M. X..., vingt-cinq ans. Père et mère bien portants.

La rougeole à quatre ans. Rhumatisme articulaire aigu avec endocardite à douze ans. Rétrécissement et insuffisance aortiques comme conséquences.

Pas de syphilis, ni de blennorrhagie. Pas de paludisme.

Rien aux poumons. L'exercice modéré était bien supporté par le malade. Point de surmenage au lycée. Depuis l'âge de vingt ans le malade a fait quatre saisons à Bagnolles (Lozère).

Gros ennuis il y a un an et demi. Le malade fait un grand voyage. Il se surmène, mais ne se plaint d'aucun malaise. La maladie actuelle date du mois de février 1906. Le malade commence à avoir de la fièvre. On l'attribue à un embarras gastrique. Le traitement ne fait pas céder la fièvre.

Il y a trois mois et demi le malade se transfère de Paris aux alentours de Lyon, en gardant toujours la fièvre avec le même caractère, c'est-à-dire survenant par accès irréguliers. Assez souvent la température axillaire monte jusqu'à 39 degrés. Le médecin invité ne trouve rien aux poumons, ni au cœur qui puisse expliquer cette fièvre. Aucun trouble du côté de l'appareil digestif. La rate est grosse, mais pas douloureuse. On met le malade au lit et au régime lacté. On fait de la révulsion sur la région précordiale, le malade qui souffrait de palpitations est un peu soulagé. L'état du malade ne s'améliore pas. Il se plaint parfois de quelques douleurs erratiques.

Le 7 juin 1906. L'état du malade est le même. La rate est grosse et douloureuse à la palpation. L'aorte abdominale est très douloureuse, déviée à gauche, la tension pédieuse est supérieure à la tension de la radicale. On prescrit le traitement à suivre et le régime lacté mitigé. On commence à prendre la température rectale et buccale et l'on constate l'écart considérable entre les deux températures.

Le 21 juin 1906. Actuellement le malade est affaibli, pâle.

Il présente des sueurs profuses, quelques éblouissements et des palpitations.

Rien au poumon.

Souffles systolique et diastolique au foyer aortique. La pointe du cœur bat dans le sixième espace intercostal. Le cœur se déplace dans les mouvements que l'on fait faire au malade. Le pouls est bondissant.

L'aorte abdominale est encore très sensible à la pression, déviée à gauche, on peut la saisir entre les doigts, on perçoit facilement ses battements en appuyant un peu profondément sur là paroi abdominale.

Pas de douleurs le long des artères iliaques et fémorales ; pas de rachialgie.

Pas de troubles digestifs.

La rate est grosse et douloureuse à la palpation Le rein n'est pas douloureux à la pression.

L'urine est de 1700 c^3 par jour. Elle est louche, d'un jaune-rouge avec des traces de nucléo-albumine et de sero-globuline ; présence de pigments biliaires ; présence marquée de l'indican ; léger dépot d'urates. Polyurie et hypoazoturie (21 grammes par vingt-quatre heures).

Le malade continue à présenter des accès de fièvre. Il en a trois, le premier le matin qui dure à peu près deux heures, l'autre après-midi d'une durée irrégulière et le troisième dans la nuit.

Le malade dort relativement bien, en se réveillant, vers une heure du matin approximativement, avec une légère dyspnée qui ne dure pas longtemps.

Nervosisme très marqué, tremblement des doigts et parfois de la langue.

Pouls à 80 pendant l'accalmie, à 120 pendant l'accès de fièvre. Respiration de 30 à 36 pendant le sommeil, à 26 dans les moments de veille.

10 Juillet. — L'aorte abdominale bat dans la position à peu près médiane et n'est plus aussi douloureuse à la pression. Les injections de quinoforme ont été mal tolérées par le malade et n'ont pas fait baisser la température. La température a diminué sous l'influence de lavements d'antipyrine.

Observation IX (Communiquée par M. le professeur Teissier)

Le tracé a été recueilli chez une très intéressante malade, madame de C. récemment observée par M. Teissier et dont l'histoire clinique peut-être résumée brièvement dans les quelques considérations ci-dessous, servant de protocole à la première consultation qui lui fut remise au mois de mai dernier.

Chez cette malade, souffrante depuis de longues années, et présentant des accès de *fièvre intermittents* qui furent pris alternativement pour des *accès paludéens* ou pour des accès de fièvre hépatique consécutifs à de la lithiase biliaire, M. Teissier s'arrêta au diagnostic suivant :

« Dyscrasie urique ancienne et *phénomènes d'entéro-colite chronique* avec crises entéralgiques suraigües, spasme des voies biliaires avec *cholémie secondaire*, et phénomènes d'insuffisance hépathique.

Accès fébriles d'origine *toxhémiques*, *fièvre paradoxale* (*avec abaissement du taux des oxydations* et azoturie relative). L'examen des urines démontre l'intensité des résorbtions intestinales et des fermentations viciées (*réaction de l'indol*) et présence des pigments biliaires déviés.

La rate n'est pas grosse, le volume du foie semble diminué. Il n'y a point d'altérations viscérales graves. *L'aorte est sensible au creux épigastrique* avec battements expansifs assez marqués mais sans hypertensions de la pédieuse.

Gros écart des températures rectale et *buccale* au moment des accès. Influence salutaire des injections sous-cutanées de quinine.

Cette observation est intéressante à plus d'un titre. Dans les accès du début, où l'*entérite semble jouer le rôle prépondérant,* les écarts entre les températures buccale et rectale sont beaucoup plus accusées : il semble bien qu'à ce moment là, il existe une *suractivité localisée* de la circulation de l'abdomen et conséquemment *une surélévation dispropor-*

tionnée de la température locale avec la température générale du sujet. Du reste il ne s'agit pas là d'une véritable fièvre : le coefficient d'oxydation, soigneusement établi par M. le professeur Hugounenq reste à 0,76 c'est-à-dire sensiblement inférieur à la normale.

Plus tard, à la période *d'apyrexie relative* ces différences restent encore *assez accusées* (soit du 13 au 27 mai), mais à la fin de mai se produit un *accès fébrile vrai,* tenant vraisemblablement à la *poussée cataméniale*, alors; (et il y a là une sorte d'opposition très remarquable) les différences s'atténuent, et il n'y a plus qu'un très faible écart entre les deux températures locales.

Et il semble bien que la situation réelle de Mme de C. réponde exactement à l'idée générale qui en a été donnée plus haut. c'est que la médication instituée d'après ces données a produit déjà des effets très salutaires.

La malade a pu se rendre à Plombières: elle supporte sa cure sans aucune difficulté et l'amélioration réalisée est déjà telle qu'un rétablissement prochain ne semble plus pouvoir être mis en doute. (Tracé n° 8).

En résumé, chez les malades de ce groupe qui sont atteints d'entéro-colite en voie de retentissement sur la circulation aortique de l'abdomen ou atteints d'aortite abdominale avec ou sans complication par l'entéro-colite, nous trouvons en général les signes suivants indiqués par M. le professeur Teissier : discordance entre les températures buccale, axillaire ou rectale, hypoazoturie ou absence simple d'exagération de l'excrétion de l'urée, polyurie, pouls et respiration à peu près normaux.

L'observation VIII s'écarte un peu des précédentes en ce sens que le malade présente non seulement l'augmentation de la température centrale, mais encore l'élévation de la température buccale. Cette augmentation est très souvent plus prononcée au niveau du rectum qu'au niveau de la bouche. Les écarts de température sont de 1° 2 jusqu'à 1° 4.

Les autres signes sont au complet : hypoazoturie, polyurie, le pouls chez ce malade est peu accéléré relativement à la température.

CONCLUSIONS

1° Après avoir rappelé certains principes généraux de physiologie sur la calorification et la température, nous avons énuméré quelques symptômes cliniques que l'on rencontre dans l'aortite abdominale et certains cas d'entéro-colite : température centrale relativement élevée ne coexistant pas avec les signes habituels de la fièvre (rythme respiratoire peu modifié, pouls à peu près normal, hypoazoturie, polyurie, température buccale ou axillaire normale).

2° Nous avons présenté un certain nombre d'observations de malades, divisé en deux groupes : le premier groupe contient les observations d'entéro-colite qui ne présentent pas les phénomènes susmentionnés ; dans le deuxième groupe sont rangées les observations d'aortite abdominale et d'entéro-colite où on les constate.

BIBLIOGRAPHIE

D'ARSONVAL, CHAUVEAU et GARIEL. — Traité de physique biologique, 1901.

LEFÈVRE. — Topographie, comparaison et marche de la température. *Archives de physiologie*, 1898.

MORAT et DOYON. — Traité de physiologie, 1900.

MORAT. — La chaleur animale, l'hyperthermie. *Lyon médical*, 2, 1900.

— Le système nerveux et la chaleur. *Lyon médical*, 5, 1900.

POTAIN. — Aortite abdominale. *Médecine moderne*, 64, 1899.

RHEM. — La fièvre dans l'entéro-colite (thèse médicale 1902).

TEISSIER (J.). — L'aortite abdominale. *Semaine médicale*, 15, 1902.

— Sur l'aortite abdominale. *Semaine médicale*, 48, 1902.

— Nouvelles recherches sur la pathogénie, le diagnostic et les complications de l'aortite abdominale. Extrait du *Bulletin médical*, du 13 septembre 1904.

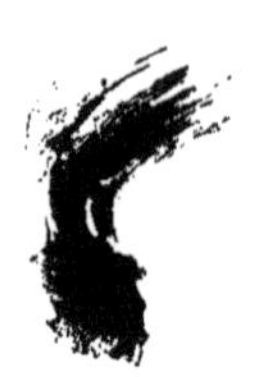

LYON
IMPRIMERIE A. STORCK & Cie
Rue de la Méditerranée, 8

N° 1 Observation I

T.R

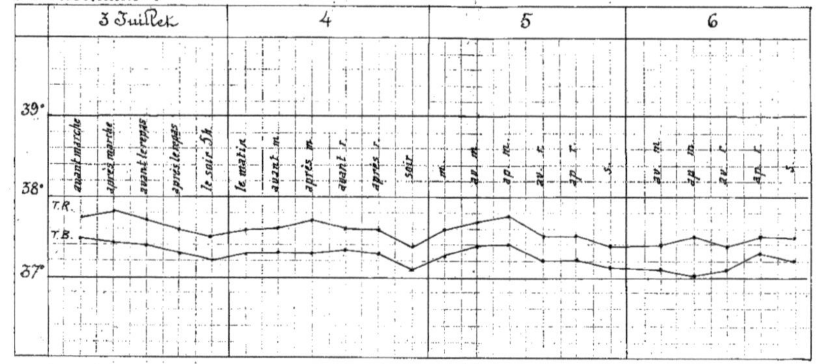

N° 2 Observation II

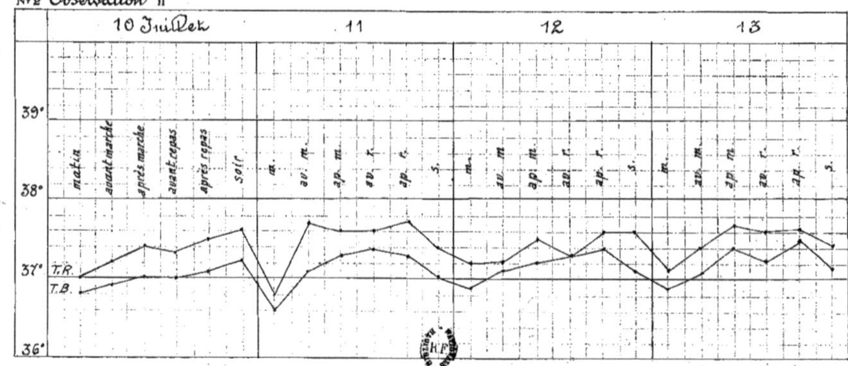

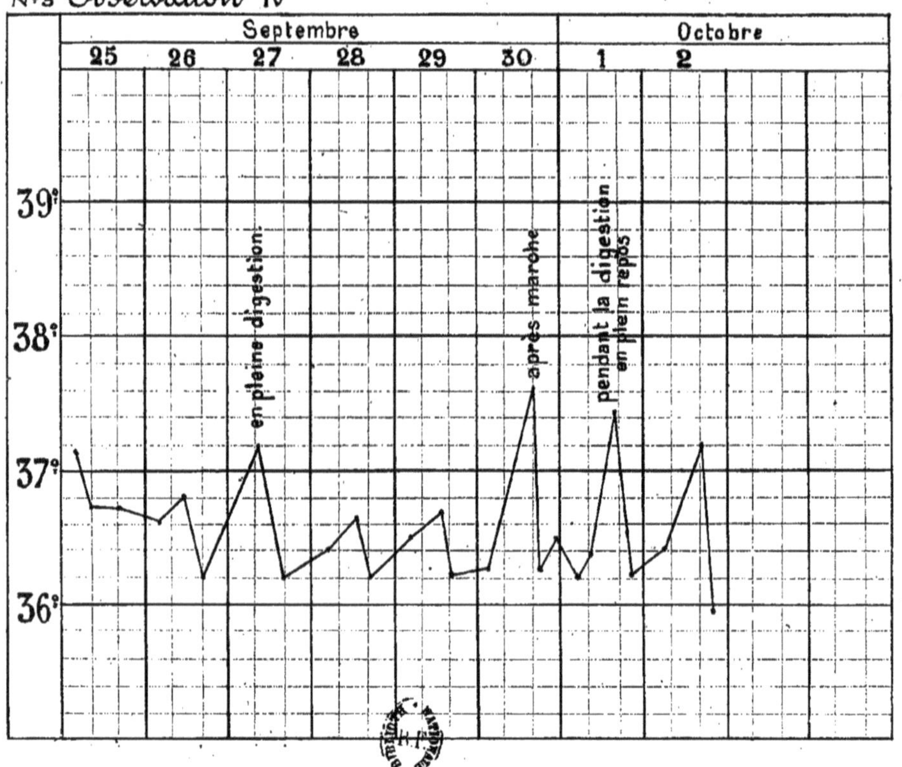
N° 3 Observation IV
Septembre
Octobre
25
26
27
28
29
30
1
2
39°
38°
37°
36°
en pleine digestion.
après marche
pendant la digestion
en plein repos

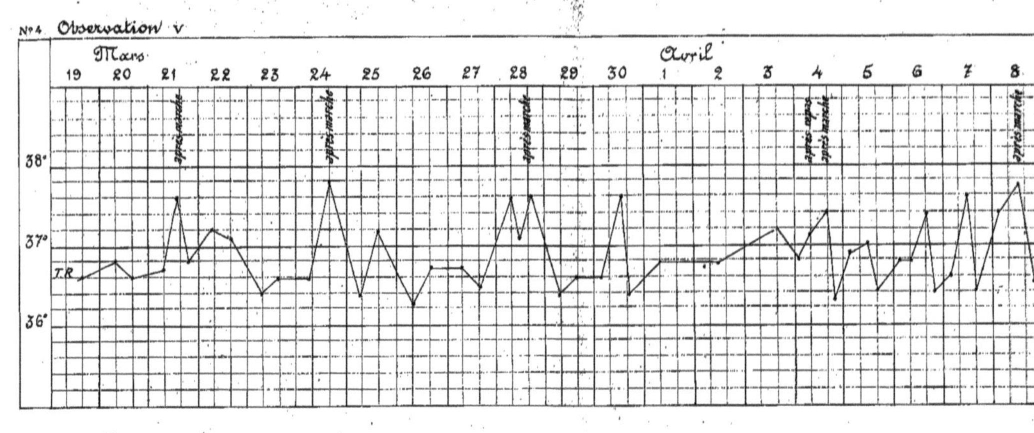
N° 4 Observation V
Mars
Avril
19 20 21 22 23 24 25 26 27 28 29 30 1 2 3 4 5 6 7 8
après marche
après marche
après marche
après repas
après marche
après marche
38°
37°
36°
T.R.

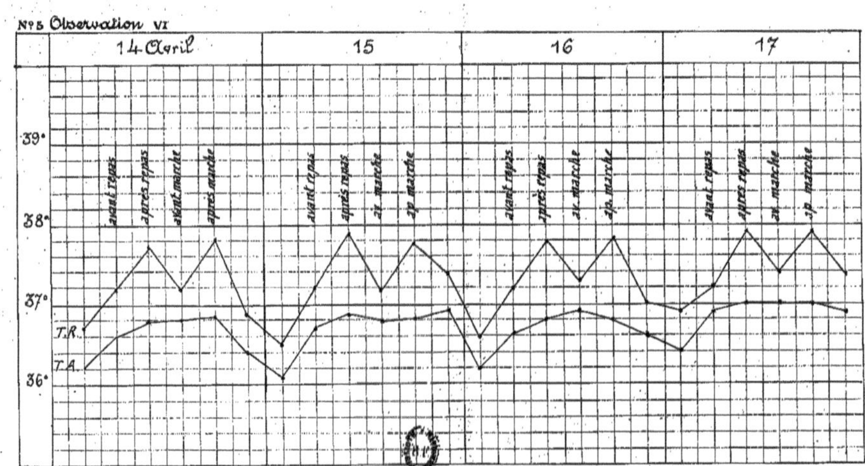
N° 5 Observation VI
14 Avril
15
16
17
39°
38°
37°
36°
avant repas
après repas
avant marche
après marche
avant repas
après repas
av. marche
ap. marche
avant repas
après repas
av. marche
ap. marche
avant repas
après repas
av. marche
ap. marche
T.R.
T.A.

N° 6 Observation VII

	18 Avril	19	20	21	22
	avant repas, après repas, avant marche, après marche	av. repas, ap. repas, av. marche, ap. marche, soir (marche)	av. repas, ap. repas, av. marche, ap. marche	av. repas, ap. repas, av. marche, ap. marche	av. repas, ap. repas, av. marche, ap. marche

39°
38°
37° T.R.
T.A.
36°

N° 7 Observation VIII

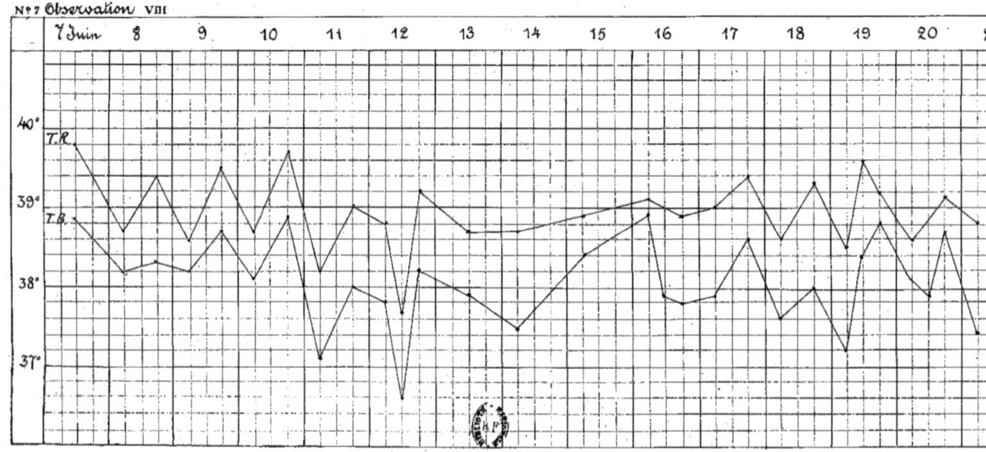

Observation IX

Relevé des Températures au cours de la maladie de Mme de C

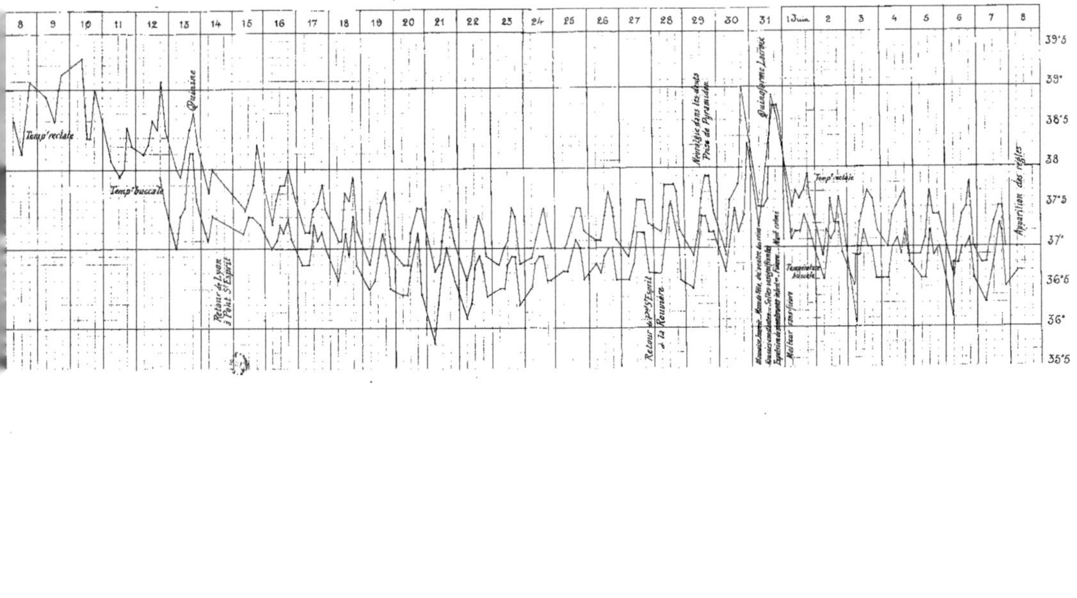

8 9 10 11 12 13 14 15 16 17 18 19 20 21 22 23 24 25 26 27 28 29 30 31 1 Juin 2 3 4 5 6 7 8

39°5 39° 38°5 38 37°5 37° 36°5 36° 35°5

Temp. rectale

Temp. buccale

Quinine

Retour de Lyon à Pont St Esprit

Retour à Pt St Esprit à la Rouvière

Névralgie dans les dents Prise de Pyramidon

Quinoforme Lacroix

Nuit calme

Meilleur sans fièvre

Temp. rectale

Température buccale

Apparition des règles

www.ingramcontent.com/pod-product-compliance
Ingram Content Group UK Ltd.
Pitfield, Milton Keynes, MK11 3LW, UK
UKHW021506260726
13993UKWH00004B/1575